ACNÉ KÉLOÏDIQUE

PAR

Le Dr ALFRED VERITÉ

Médecin aux Eaux de La Bourboule

Note lue à l'Académie de médecine dans la séance du 9 mai 1882

PARIS

ASSELIN et Cie, LIBRAIRES DE LA FACULTÉ DE MÉDECINE
ET DE LA SOCIÉTÉ CENTRALE DE MÉDECINE VÉTÉRINAIRE
Place de l'École-de-Médecine

1882

ACNÉ KÉLOÏDIQUE

PAR

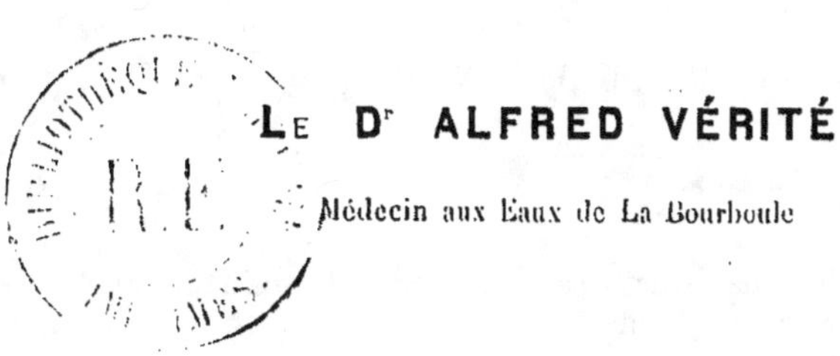

Le Dr ALFRED VÉRITÉ

Médecin aux Eaux de La Bourboule

Note lue à l'Académie de médecine dans la séance du 9 mai 1882

PARIS

ASSELIN et Cie, LIBRAIRES DE LA FACULTÉ DE MÉDECINE
ET DE LA SOCIÉTÉ CENTRALE DE MÉDECINE VÉTÉRINAIRE
Place de l'Ecole-de-Médecine

—

1882

TRAVAUX DU Dr A. VÉRITÉ

1. — De la guérison des fractures du rocher (Thèse inaugurale, 1867, mention honorable).

2. — Traitement de l'eczéma et du psoriasis aux eaux arsenicales de la Bourboule (*Ann. de la Soc. d'hydrologie médicale*, t. XX).

3. — De l'eczéma anal (*Bulletin de la Société de médecine pratique*, 1875, *France médicale*, 1875, n°s 51 et 53.)

4. — Psoriasis superunguéal (Compte rendu du Congrès médical de Bruxelles, 1875).

5. — De l'enveloppement par la toile de caoutchouc vulcanisé dans le traitement de l'eczéma (*Mouvement médical*, avril 1876.)

6. — Cours de pathologie cutanée professé à l'École pratique de la Faculté de Paris, 1876-76. Leçon d'ouverture. A. Delahaye et Lecrosnier, édit.

7. — Des éruptions thermales. — Leur signification aux eaux de la Bourboule (*Ann. de la Soc. d'hydrologie médicale*, t. XXI).

8. — Note sur la Bourboule. (*Ann. de la Soc. d'hydrologie*, t. XXIV).

9. — Concrétions muqueuses de la partie postérieure des fosses nasales (Communication à la Société de chirurgie, 1881).

ACNÉ KÉLOÏDIQUE

J'ai l'honneur de mettre sous les yeux de l'Académie le dessin d'un cas d'Acné Kéloïdique. Cette éruption qui siège à la nuque se présente sous forme d'une tuméfaction centrale un peu saillante, large de 4 centimètres et haute de 3 centimètres formée par l'agglomération d'éléments éruptifs semblables aux éléments satellites qui l'entourent. De tous ces éléments l'on voit sortir des cheveux érigés. La lésion pénètre profondément dans le derme sans le dépasser, elle n'adhère pas aux tissus sous-jacents.

Le volume, la consistance, le mode d'accroissement de cette maladie l'amènent aussi bien à l'observation du chirurgien qu'à celle du médecin. Aussi dirai-je tout d'abord que dans l'Acné Kéloïdique toute intervention chirurgicale est fâcheuse, tant à cause de la réapparition probable de la maladie après l'opération, que de la possibilité de sa disparition spontanée.

Synonymie, Étymologie. — Acné chéloïdique, Bazin. Acné Kéloïdienne, Lailler. — Ranger cette maladie dans le genre « Acné » c'est dire que cette maladie a pour siège initial les glandes sébacées isolées ou annexes des poils. L'usage a prévalu d'écrire *kéloïdique* et non *chéloïdique*, bien que cette dernière orthographe soit plus conforme à l'étymologie.

Description. — L'acné kéloïdique, a été indiquée par mon illustre et regretté maître, Bazin, dans le passage suivant de l'article « Chéloïde » du dictionnaire des sciences médicales de Dechambre 1874 :

« Considérée au point de vue de la coloration, la chéloïde présente deux variétés bien distinctes. Il y a la chéloïde vasculaire, qui est rougeâtre, rosée ou violacée, parsemée de petits vaisseaux surtout visibles à la périphérie de l'excroissance, et comparés par Alibert aux stries rougeâtres que l'on voit sur la rhubarbe de Chine. Cette variété est toujours plus ou moins saillante ; elle pâlit et semble s'amoindrir à la pression du doigt ; elle serait même susceptible de se gonfler accidentellement sous l'influence des causes qui accélèrent la circulation, telles qu'une température élevée, un exercice violent, etc. Elle a pour siège élementaire la glande sébacée pileuse, et s'observe fréquemment sur le devant de la poitrine et au bas de la région occipitale, à la partie supérieure de la nuque ; je l'ai désignée depuis long-temps sous le nom d*acné chéloïdique*.

Les follicules hypertrophiés, parfois réunis sur une même ligne, forment une bride traversée par les cheveux, raidis et disposés parallèlement à la maniére des dents d'un peigne.

Une pièce moulée par M. Baretta déposée au musée de l'hôpital Saint-Louis représente un cas semblable. Le moule a été pris sur un malade du service de M. Lailler. »

A cette excellente description, j'ajouterai deux signes utiles au diagnostic : dans l'acné kéloïdique, les éléments éruptifs englobent fréquemment deux, trois, quatre cheveux et même plus ; deuxièmement, les douleurs névralgiques qui surviennent de temps en temps, sans cause appréciable, alternent avec des périodes d'indolence absolue.

Diagnostic. — Il y a lieu d'établir le diagnostic différentiel de l'acné kéloïdique d'avec le molluscum, le sycosis, l'épithélioma, le cancer, les syphilides et les scrofulides tuberculeuses.

Dans le molluscum, les tumeurs sont arrondies, saillantes, d'une consistance un peu molle ; elles présentent un point noir central qui est l'ouverture d'une glande sébacée, elles ont un pédicule, et, la peau, sur les tumeurs, conserve sa consistance normale.

L'acné kéloïdique a des tumeurs hémisphériques ou ovales donnant au toucher la sensation d'une résistance fibreuse ; l'épiderme qui les recouvre est aminci et luisant.

Ce diagnostic différentiel de l'acné kéloïdique d'avec le molluscum est important, car « le seul moyen efficace du traitement du molluscum consiste dans l'excision par l'instrument tranchant » (Hardy, *Leçons sur les maladies de la peau*, 2e partie, page 14), tandis que l'acné kéloïdique peut guérir, soit spontanément, soit sous l'influence d'un traitement approprié.

On ne confondra pas l'acné pilaris, affection pustuleuse assez superficielle, se montrant à l'extrémité du conduit pilifère sous forme d'une pustule traversée par un poil avec l'acné kéloïdique, lésion profonde, bien que non adhérente aux tissus ou organes qui sont au dessous de la peau. Disons à propos de l'acné pilaris que l'acné keloïdique n'est pas la transformation keloïdienne d'une cicatricule acnéique ainsi que sa dénomination pourrait le faire croire. Elle apparait sur le tégument sans que les petites tumeurs qui la constituent aient été précédées d'aucune érosion ni blessure. Elle peut aussi être provoquée ou facilitée par des grattages et des excoriations, mais ce n'est pas après leur cicatrisation, que se montre l'acné keloïdique ainsi que le fait la kéloïde cicatricielle.

« S'il s'agit de l'hypertrophie papillaire cancroïdique, on trouve un tubercule granulé, dur inégal, indolent revêtu d'une gaîne épaisse d'épiderme ; si l'on détache cette gaîne, on met à nu une saillie livide, noirâtre, autour de laquelle rampent des veinules dilatées ; plus tard, le tégument s'entame, et il s'établit un ulcère » (Bazin, loc. cit.).

L'acné keloïdique n'a pas de tendance à l'ulcération et n'offre rien d'analogue aux gros tubercules champignonneux, violacés, dont les bords se renversent et durcissent.

Je n'ai pas vu l'acné kéloïdique de la nuque s'étendre par digitations partant d'un point central comme de grosses pattes d'araignée, mode d'extension ordinaire de la kéloïde à la région sternale. Les douleurs névralgiques qui surviennent parfois dans l'acné kéloïdique n'ont pas le caractère lancinant et sont toujours supportables ; mais c'est surtout par les signes objectifs, l'absence de sécrétion ichoreuse, d'adénopathie qu'on différenciera l'acné kéloïdique des tumeurs cancéreuses.

Le sycosis produit des croûtes parcellaires et au-dessous d'elles, une éminence papuleuse, suintante, à la base du poil, traversée par le poil lui-même.

Dans l'acné kéloïdique, les éléments éruptifs englobent fréquemment deux, trois, quatre cheveux et même plus.

Si le sycosis est parasitaire, il aura rarement la nuque pour siége topographique ; les houppes amiantacées à la base des poils, la coexistence ou l'antériorité d'herpès circinné, l'extension périphérique facilitée par l'humidité de cataplasmes, seront, à défaut du microscope, des signes non douteux de l'existence des microphytes.

La syphilis et la strume ne se traduisent pas par des lésions uniques des glandes annexes.

La coloration sombre, cuivrée, des tubercules syphilitiques, l'exfoliation qui les surmonte, les festons qu'ils décrivent, les cicatrices maculeuses qu'ils laissent après eux ; autant de signes qui ne se voient pas dans l'acné kéloïdique.

Le lupus tuberculeux de la scrofule, a des tubercules à reflet jaune ocré qui siégent rarement ailleurs qu'à la face ou à la région vulvo-anale. L'ulcération ne tarde pas à s'emparer de ces éléments éruptifs. L'acné kéloïdique n'a aucune tendance à l'ulcération ; si elle s'érode, c'est par suite de frottements.

Traitement. — Voici l'ordonnance de Bazin au malade, dont l'éruption est sous les yeux de l'Académie :

Acné chéloïdique.

1° *Frictions tous les deux jours avec l'huile de cade pure et badigeonnage avec la teinture d'iode, si la lésion tarde à se résoudre ;*

2° *A l'intérieur, matin et soir, une cuillerée à soupe de la solution ci-après dans une tasse de tisane de houblon :*

Iode.................	10 centigr.
Iodure de potassium..	1 gramme.
Eau distillée........	300 grammes.
Alcoolature de ciguë..	10 grammes.

3° *Eau de Vichy (Célestins) aux repas ;*

4° *Deux bains par semaine (alcalins) et douches résolutives alcalines (pulvérisations).*

Sous l'influence de ce traitement, la maladie diminua, puis, resta stationnaire. Le même résultat a été obtenu par M. Lailler, par des applications de flèches de pâte de Canquoin et des injections de chlorure de zinc en deliquium, avec la seringue de Pravaz, de 3 à 6 gouttes par injection.

Les douleurs névralgiques qui existent parfois dans l'acné kéloïdique, sont rarement assez intenses pour nécessiter des injections de morphine.

Pronostic. — L'acné kéloïdique peut disparaître spontanément. « La récidive n'a pas été observée à la suite de ce mode de terminaison » dit Bazin dans l'article cité plus haut. Ce serait cependant le cas de notre malade dont l'éruption a presque entièrement disparu durant le service militaire actif, qu'il fit en 1870-71.

Le plus souvent, parvenue à un certain développement, l'acné kéloïdique reste stationnaire. C'est alors une sorte de difformité compatible avec une parfaite santé générale.

OBSERVATION

DE PYTIRIASIS, D'IMPÉTIGO ET D'ECZÉMA
IMPETIGINEUX REBÉLLES

M. A... 35 ans, notaire avait depuis plusieurs années des pellicules abondantes de cuir chevelu. En juin 1876 ce pytiriasis s'accompagne de poussière ou crasse jaunâtre renaissant toujours malgré l'usage de la brosse et les nettoyages de la tête.

En juillet et août 1876 cette crasse jaunâtre envahit les moustaches (M. A. ne portait alors que les moustaches).

Vers le milieu du mois d'août, une éruption vive, produisant les croûtes petites et visqueuses de la mélitagre, envahit le cuir chevelu, les moustaches et le menton. M. A... dut se faire couper les cheveux qu'il portait habituellement longs.

Pendant tous le mois de septembre 1876 le mal alla en augmentant. Les oreilles, qui avaient eu précédemment, soit derrière, soit dedans cette sorte de crasse jaunâtre furent atteintes plus sérieusement.

De toute la tête, mais particulièrement des parties pileuses et des oreilles s'écoulait une humeur jaunâtre; ce qui obligea le malade à tenir presque constamment un mouchoir posé sur la tête pour se préserver des mouches qui l'assaillaient. Cette secrétion morbide se desséchait rapidement en croûtes assez larges et un peu visqueuses avec prurit et chaleur. L'impétigo avait désormais remplacé le pytiriasis. M. B... se décida à voir un médecin qui prescrivit des bains alcalins, une préparation arsenicale, de la tisane de pensée sauvage et du sulfate de magnésie. Le mal alla toujours augmentant.

A la fin du mois de septembre, le malade vit M. le Dr Paul Reclus, professeur agrégé de la Faculté de Paris, alors aide d'anatomie et le consulta sur l'opportunité d'une cure thermale. L'avis de M. Reclus fut qu'il ne fallait pas suivre un traitement hermal dans cet état d'acuité de la maladie. L'avis de M. Reclus fut partagé par M. le Dr Tillot qui ordonna le traitement suivant :

1° Des cataplasmes de fécule autour de la tête ;

2° Des bains tous les deux jours, de colle de Flandre ou de son.

3° Tous les deux jours un verre d'eau de Pullna le matin ;

4° Tous les jours tisane de gentiane ;

5° Avant chaque repas une cuillerée de sirop alcalin : 4 grammes de bicarbonate de soude pour 300 grammes de sirop de saponaire.

Enfin, comme les oreilles étaient tuméfiées, pleines de croûtes agglutinées causant un peu de surdité, M. Tillot prescrivit, tous les soirs, dans les oreilles, des tampons d'ouate imbibés de glycérolé d'amidon, et, le matin, des injections à l'eau de son.

Dans le régime il proscrivit le café — le vin pur, le vin blanc surtout — les liqueurs, la viande de porc — les poissons de mer — les moules et les huîtres.

Des légumes verts herbacés, des viandes fraîches surtout blanches, des fruits, poires, pommes, raisins, constituent la nourriture du malade.

M. A. suivit ce traitement 45 jours avec conscience, avec zèle même, car au lieu de prendre un bain tous les 2 jours il le prenait tous les jours. C'était plus commode pour le lavage de la tête souillée par le mélange de fécule et de sécrétion muco-purulente de croûtes ramollies.

M. A. s'aperçût qu'il s'affaiblissait sous l'influence combinée du traitement prolongé, de la sécrétion morbide abondante et du régime peu fortifiant.

Un matin, M. A. fut pris de vertige, vertige qu'il avait déjà éprouvé la veille et l'avant veille, mais trop faiblement pour s'en préoccuper. Il monta à sa chambre presque comme un homme ivre, les jambes fléchissaient, la tête tournait ; il serait tombé, s'il ne s'était raidi.

M. A. aperçut ce matin là dans ses selles du sang mêlé aux excréments. (M. A. n'a jamais eu d'hémorrhoïdes).

Le médecin appelé constata en effet qu'il y avait beaucoup de sang dans les selles et que depuis un mois qu'il n'avait vu M. A., celui-ci était profondément anémié.

L'eczéma impétigineux était enrayé, mais au prix de l'anémie.

Il fallut recourir à une alimentation forte et reconstituante, la viande de bœuf saignante, le vin pur et généreux et laisser le traitement alcalin.

Grâce à cette alimentation reconstituante les forces revinrent mais l'eczéma impétigineux ne tarda pas à reparaître.

M. A. se contenta alors de faire des lavages avec de l'eau de son un peu tiède. Les choses allèrent ainsi, l'éruption étant assez modérée, jusqu'en février 1877.

A cette époque nouvelle poussée, mais des croûtes plus petites, plus eczémateuses.

M. A. revient au traitement précédemment prescrit, mais avec précaution, se nourrissant bien.

Le mal ne diminuait pas : des parties pileuses de la tête où il s'était maintenu, et des oreilles qui étaient encore bouchées, il s'étendit au cou jusqu'aux clavicules ; sur ces derniers points, c'était une éruption vive et brûlante ; il y avait une infinité de petits boutons qui paraissaient ne pas laisser échapper de liquide. mais qui ne tardèrent pas à s'ouvrir et à donner issue à un liquide qui tachait et imprégnait le col de la chemise.

Placard éruptif au creux de l'estomac. Eruption semblable, mais clairsemée, sur tout le corps.

L'éruption du cou persista 40 à 45 jours ; les petits éléments éruptifs passèrent à la desquamation résolutive et la guérison survient, au cou seulement, car le menton et les oreilles restèrent pris.

Mais alors, (avril 1877) le pubis et les aisselles commencèrent à être un nouveau siège de l'éruption qui tourmentait M. A.

La maladie se maintient sur les autres points.

Les oreilles laissent s'écouler pendant la nuit une humeur jaune blanchâtre, même suintement derrière les oreilles ; le malade doit s'envelopper la tête après l'avoir saupoudrée, pour empêcher le lit d'être taché.

Au réveil, la figure est couverte de vésicules pleines de cette sérosité ; ces vésicules se crèvent facilement et blanchissent complètement l'eau d'une grande cuvette, puis, forment au fond une couche de coagulum jaunâtre.

Les paupières se prennent, le malade éprouve, le matin, de la peine à les décoller.

M. A. a remarqué que le mal s'aggravait chaque fois qu'il avait des préoccupations ou que sa besogne l'empêchait de sortir.

En mai 1877, M. A. consulta M. le Dr Denucé, doyen de la Faculté de Bordeaux,

M. Denucé conseilla :

De boire de la tisane de pensée sauvage ;
De prendre à chaque repas une cuillerée de la solution suivante :

Eau distillée .... 300 grammes
Arséniate de soude .... 8 centigrammes

Pour la tête, l'usage de la pommade suivante :
Axonge .... 30 grammes

Turbith minéral)
Huile de cade ..) *aa* 2 grammes

On pourrait employer partiellement la même pommade sur les autres points malades du corps ;
Continuer en boisson l'eau alcaline.

« *Je crois*, ajoute M. le professeur Denucé, *qu'un voyage aux* « *eaux de la Bourboule serait de la plus grande utilité.* »

Lorsque le malade se présente à nous, à la Bourboule, toutes les régions pileuses, à l'exception de l'aisselle droite, sont le siége d'un eczéma à la deuxième période. État stationnaire, ici suitant, là se desquamant, mais, pour suinter de nouveau, sans tendance à la néoformation d'épiderme sain.

Sous l'influence du traitement suivi à la Bourboule, sous

notre direction, l'éruption ne tarde pas à entrer franchement dans la période de déclin.

Lorsque le malade quitte la Bourboule (juillet 1877) la desquamation furfuracée persiste encore sur quelques points du cuir chevelu.

L'année suivante M. B. vient confirmer sa cure.

La guérison s'est maintenue depuis.

En résumé :

Un malade atteint d'eczéma impétigineux et de pytiriasis suit un traitement alcalin prolongé, un régime doux et prend des purgatifs répétés. L'eczéma disparaît, mais, cette disparition est suivie de vertiges et de selles sanguinolentes, alors que le malade n'a jamais eu d'hémorrhoïdes.

Prostration, obligation de recourir aux toniques et à une alimentation azotée. Les accidents anémiques cessent, mais l'eczéma reparaît.

Le malade fait un traitement thermal à la Bourboule et l'année suivante revient y confirmer sa cure.

Disparition de la dermatose et amélioration de l'état général.

La guérison s'est maintenue depuis cinq ans.

LA BOURBOULE

STATION THERMALE SITUÉE EN AUVERGNE A 6 KILOMÈTRES
DE L'ÉTABLISSEMENT THERMAL DU MONT-DORE

Département du Puy-de-Dôme.— Ligne de Clermont-Ferrand à Tulle
(gare de Laqueuille)

Les eaux de la Bourboule sont très chaudes, 60 degrés centi. grades ou 140 degrés Fahrenheit.

La caractéristique des eaux de la Bourboule est leur composition unique et la grande quantité d'arsenic qu'elles contiennent.

Un litre d'eau de la Bourboule contient d'après les analyses officielles de MM. Lefort et Bouis 0 gr. 028 (vingt-huit milligrammes) d'arséniate de soude par litre.

Autrement dit, un litre d'eau de la Bourboule équivaut en arsenic à dix-sept gouttes de liqueur de Fowler.

Ces eaux contiennent aussi une notable proportion de chlorure de sodium.

Altitude. — 848 mètres au-dessus du niveau de la mer.

INDICATIONS

Maladies chroniques de la peau, spécialement l'Eczéma et le Psoriasis.

Affections herpétiques. — Quel que soit leur siège

Scrofule. — Ecrouelles; adénopathies bronchiques; tumeurs blanches; abcès froids; trajets fistuleux.

Phthisie pulmonaire. — Surtout chez les jeunes lymphatiques et chez les adultes arthritiques.

Impaludisme. — Malaria, fièvre des pays chauds.

Diabète.

Anémies.

CONTRE-INDICATIONS

Congestions actives du foie.

Affections des reins.

Maladies du cœur.

Extrait du rapport de M. Poggiale sur les eaux minérales de la Bourboule.

A l'Académie de Médecine dans la Séance du 28 mai 1878

ANALYSE ÉLÉMENTAIRE DE LA SOURCE
PERRIÈRE-CHOUSSY DE LA BOURBOULE (PUY-DE-DOME).

MM. J. LEFORT ET BOUIS

	gr.
Résidu par litre..	4,938
Arsenic métallique.	0,00705
Acide carbonique libre et combiné.	1,7654
— chlorhydrique	1,8517
— sulfurique.	0,1175
— arsénique.	0,01001
— silicique.	0,1200
Soude.	2,4121
Potasse.	0,1025
Lithine.	indiquée
Chaux.	0,0739
Magnésie.	0,0135
Alumine.	indices
Péroxyde de fer.	0,0021
Oxyde de manganèse.	traces
Matière organique.	indices
	6,46951

COMPOSITION HYPOTHÉTIQUE DE LA SOURCE
PERRIÈRE-CHOUSSY DE LA BOURBOULE (PUY-DE-DOME).

MM. J. LEFORT ET BOUIS

Température	à la surface de l'eau	56°,5
	au fond du puits	60°,1
		gr.
Arsenic métallique.		0,00705
ou acide arsénique		0,01081
ou arséniate de soude du Codex.		0,02847
Acide carbonique libre.		0,0518
Chlorure de sodium.		2,8406
— de potassium.		0,1623
— de lithium.		indiqué
— de magnésium		0,0320
Bicarbonate de soude.		2,8920
— de chaux.		0,1905
— de magnésie.		»
— de protoxyde de fer.		»
Sulfate de soude.		0,2004
Péroxyde de fer.		0,0021
Oxyde de manganèse.		indices
Acide silicique.		0,1200
Alumine.		indices
Matière organique.		indices
		6.4997

PARIS. — TYPOGRAPHIE TOLMER ET Cie
3, rue de Madame, 3.